AF297912

PREMIERS PANSEMENTS

SUR

LE CHAMP DE BATAILLE

PAR

LE DR F. ESMARCH

Professeur de chirurgie à l'Université de Kiel

TRADUIT DU SUÉDOIS PAR MM.

C. G. DE PLATEN
Officier suédois

L. PICARD
Lieutenant à l'École de cavalerie
de Saumur

PARIS

OCTAVE DOIN, ÉDITEUR

PLACE DE L'ODÉON

1882

PRÉFACE DE L'AUTEUR

Je désire que ce petit livre soit considéré comme une aide pour adoucir les souffrances des blessés et parer éventuellement à leurs besoins sur le champ de bataille. Si l'on approuve mon idée, un soldat ne doit plus désormais partir en campagne sans emporter avec lui le bandage ci-joint, pour faire un premier pansement à ses blessures.

Que tous ceux qui ont pris à tâche de diminuer les malheurs de la guerre, fassent donc tous leurs efforts pour aider à mon entreprise et la répandre.

Dr ESMARCH.

PREMIERS PANSEMENTS

SUR

LE CHAMP DE BATAILLE

On demande au soldat d'être toujours prêt à sacrifier sa santé et sa vie à la guerre, aussi lui doit-on un prompt secours quand il est blessé.

Dans les petits engagements les soins peuvent presque toujours arriver à temps, car l'État a la précaution de faire suivre ses troupes par des médecins et des infirmiers qui ont tout ce qu'il faut pour panser les blessés et pour les transporter aux ambulances.

Dans les grandes batailles, au contraire — et l'expérience le prouve — des milliers de blessés peuvent rester toute une journée, et même plus encore, sans recevoir de secours. Le nombre des médecins et de leurs aides est trop minime à côté de la quantité de soldats qui, en quelques heures, tombent disséminés sur toute l'étendue du champ de bataille. Et, quand enfin le secours tardif du médecin arrive, souvent le pansement devient impossible faute de bandes : la provision a été employée, les voitures de pansement sont épuisées, perdues ou détruites. Qu'on lise seulement les récits de cette horrible misère du champ de bataille dans : « Souvenirs de Solferino » par Dunant — ou « Sous la croix rouge » par Naundorf.

Il est donc bien désirable que le soldat emporte avec lui en campagne des bandages pour suffire aux premiers soins et qu'on lui apprenne à se panser lui-même et à aider ses camarades au besoin.

Dans la plupart des armées étrangères les soldats ont dans leur sac un petit paquet d'objets de pansement : de la charpie, de l'éponge styptique et une bande de toile de lin de $2^m,50$ environ. Ce n'est que rarement qu'on peut utiliser ces objets ; ils ne sont donc pas nécessaires.

Le but du premier pansement est surtout de préserver la blessure récente de toute influence nuisible pendant le transport à l'ambulance. Ainsi la blessure doit être, avant tout, suffisamment garantie de la poussière, de la boue, des insectes et de l'ardeur du soleil. Ensuite il faut maintenir le membre blessé dans une position convenable, le moindre dérangement pendant la route pouvant aggraver la blessure. Il faut aussi qu'on fasse subir aux lèvres de cette blessure une certaine pression pour empêcher ou

diminuer la perte du sang; de même qu'il faut y
entretenir la fraîcheur pour préserver l'inflam-
mation. On ne peut arriver à cela avec une simple bande et de la charpie que très rarement et
encore dans le cas de blessures légères. Il faut
aussi pour appliquer convenablement un bandage une certaine adresse que l'on n'acquiert
que par un exercice assez long. Un bandage mal
mis ne sert à rien et au contraire peut devenir
dangereux si en se déplaçant il presse ou serre
mal à propos la partie blessée.

Dans la plupart des cas on obtient un meil-
leur résultat en se servant d'une pièce d'étoffe
comme un mouchoir, une cravate ou quelque
chose du même genre.

Chaque soldat a généralement un mouchoir
sur lui, mais le plus souvent on ne peut pas s'en
servir parce qu'il est ou malpropre ou trop
petit. En outre le soldat ne sait pas l'employer
d'une manière efficace.

Un morceau de toile taillé en triangle et suffisamment grand est la meilleure chose pour
faire un premier pansement sur le champ de
bataille. Son emploi est si simple que l'homme
le moins intelligent peut l'apprendre très facile-
ment et en très peu de temps. En jetant un coup
d'œil sur la planche ci-jointe on se rendra faci-

lement compte du moyen de s'en servir dans les différents cas. Cette planche donne la vraie grandeur du mouchoir. Le dessin représente un endroit retiré, en arrière de la ligne de combat, où les soldats blessés se pansent eux-mêmes à l'aide de ce morceau de toile triangulaire.

Si chaque soldat avait dans son sac un mouchoir de ce genre, il pourrait, en cas de blessure, se faire à lui-même un premier pansement ou le faire à un camarade. On peut admettre que pour un homme d'une intelligence moyenne le dessin est suffisant comme explication. Si en temps de paix le médecin de la troupe a soin de faire une petite conférence suivie d'un exercice pratique, tout le monde saura se servir du mouchoir.

Il y a du reste à la fin de cet opuscule une explication sommaire du mode d'emploi.

L'avantage de cette instruction s'étendra même au delà de l'armée. Le soldat en rentrant dans ses foyers pourra en cas d'accident donner des conseils sur les premières mesures à prendre, ce qu'on ignore malheureusement encore trop aujourd'hui.

Cette méthode n'est pas nouvelle. Il y a déjà plusieurs siècles qu'on emploie des morceaux de

toile de formes différentes pour les pansements.
Ce fut surtout un médecin suisse de Lausanne,
le docteur Mayor, qui recommanda l'emploi de
morceaux de toile en pratique de chirurgie.

Il fit paraître plusieurs ouvrages sur ce sujet;
mais il alla trop loin dans son enthousiasme
pour ce nouveau système, il voulut faire dispa-
raître l'usage des bandages et ce fut la cause
d'une opposition de parti pris qui fut très nuisible à son succès. Aussi sa méthode trouva-
t-elle moins d'approbation qu'elle n'en méritait.
Elle fut adoptée par beaucoup de chirurgiens,
dans beaucoup d'hôpitaux, mais il y eut une
grande quantité de médecins qui ne voulurent
pas en entendre parler.

J'ai déjà dit que la toile peut être de lin ou de
coton. Je veux seulement faire observer que
l'on est revenu déjà depuis longtemps de la
crainte du contact du coton pour les plaies;
certains chirurgiens vont même jusqu'à employer
de la ouate de coton pour le pansement de toutes
espèces de blessures. Si l'on se sert pour notre
mouchoir, d'étoffe de coton, d'indienne ou de
percale (et l'on en fait beaucoup de ce genre),
le mouchoir avec une longueur d'un mètre
ne coûtera que quelques centimes. Un morceau
de toile de cette longueur peut être plié presque

de la grandeur d'une carte à jouer ; on l'attache avec deux ou trois grandes épingles de cinq centimètres, ça lui donne une épaisseur d'un centimètre et demi et un poids de quelques grammes ; c'est toujours moins embarrassant que les objets de pansement dont nous avons parlé. S'il paraît utile d'emporter en outre de ce mouchoir d'autres objets de pansement comme de la charpie, des compresses, etc., etc., c'est une question à laquelle les médecins donneront des réponses différentes.

La plupart du temps cette toile sera suffisante, surtout s'il y a de l'eau pour la mouiller avant de l'employer. Le blessé peut lui-même pendant le transport à l'ambulance imbiber son pansement en y versant de l'eau.

Il est souvent utile de comprimer légèrement la blessure pour arrêter le sang. En prévision de cela, on peut mettre dans la toile deux pelotes de charpie ou de la ouate de coton préparée. On peut y ajouter deux morceaux de toile enduits de quelque substance grasse ou d'onguent, qui serviront à empêcher le pansement de coller sur la blessure.

Je conseillerai d'enduire ces morceaux de toile d'un mélange d'une partie d'acide phénique et de dix parties de graisse, parce que la

première substance a la propriété de préserver
la blessure de la putréfaction.

En enveloppant ces pelotes de charpie et ces
morceaux de toile graissés dans du papier
ciré ou verni, on empêche non seulement l'onguent de s'altérer, mais aussi la bande de se
salir. Le tout plié en cube de sept centimètres
s'enveloppe dans le mouchoir, ce qui grossit
très peu le volume du paquet et augmente
son poids à peine de quelques grammes.

Si l'on donne à chaque soldat un petit paquet de ce genre à emporter, il doit le mettre
non pas dans son havre-sac, mais dans son sac
à provisions qu'il n'abandonne pas volontiers,
même lorsque dans l'ardeur du combat il quitte
l'autre.

MODE D'EMPLOI DU MOUCHOIR TRIANGULAIRE

Nous appellerons le plus grand côté le *bord
inférieur*, et les deux autres : *bords de côté*.
L'angle opposé au grand côté sera la *pointe* et
les autres les *bouts*.

On plie suivant le cas le mouchoir de façons
différentes. Dans plusieurs occasions, il serait
préférable d'avoir deux petits mouchoirs au

lieu d'un grand. Alors on coupera le grand en deux morceaux égaux suivant une ligne qui, partant de la pointe, tomberait perpendiculairement sur le bord inférieur. Nous les appellerons les demi-mouchoirs.

Dans le mouchoir se trouvent deux morceaux de toile enduits d'onguent et deux pelotes de charpie. Avant de faire le bandage, on couvre la blessure avec un de ces morceaux de toile enduits d'onguent et, pour obtenir une certaine pression, on place par-dessus une pelote de charpie.

Voici comment on dispose le mouchoir pour les différentes parties du corps :

On obtient la forme d'une cravate (29) en repliant la pointe sur le bord inférieur. Plus on la replie, plus le mouchoir devient étroit. Cette forme convient non seulement aux blessures du *cou*, mais peut servir pour plusieurs autres parties du corps : l'*œil* (8, 14); le *front* (22, 29), l'*oreille*, la *joue*, le *menton* et la *mâchoire inférieure* (10). On peut aussi l'employer pour les membres en cas de plaies dans les chairs (5, 6, 11, 18, 26, 27), ainsi que pour maintenir des éclisses ou d'autres soutiens de fractures (1, 2, 12, 16). Enfin on peut l'utiliser comme écharpe pour soutenir un bras blessé

(24, 28, 32). Cette forme est tellement simple qu'une description n'est pas nécessaire. On attache les bouts ensemble avec deux fortes épingles ou par un nœud. Dans ce dernier cas il vaut bien mieux se servir du nœud marin que du nœud ordinaire qui peut se défaire de lui-même.

Pansement d'une blessure à la tête (Capeline) (9, 21). — Pour panser une blessure à la tête on met la toile sur le milieu de la tête, de telle façon que le bord inférieur s'appuie sur le front et que la pointe tombe sur la nuque. On tire les bouts en arrière au-dessus des oreilles, on les croise sur la nuque et on les ramène en avant pour les nouer sur le front. Il faut avoir soin de tirer la pointe pour que le mouchoir colle bien sur la tête, on la relève ensuite pour la fixer avec une épingle.

Pansement d'une main blessée (3, 7). — Un demi-mouchoir suffit. On place la main à plat sur le mouchoir de manière que le poignet soit au milieu du bord inférieur et que les doigts soient dirigés vers la pointe. On croise les bouts et on les attache sur le pli du poignet.

Pansement d'un pied blessé (15, 23). — On place la plante du pied sur le milieu du mouchoir, les orteils dirigés vers la pointe. On relève la pointe sur le cou-de-pied ; on replie les bouts autour des chevilles, on les croise sur le cou-de-pied, et on les attache sous la plante.

Pansement de l'extrémité d'un membre emporté, coupé ou amputé (30, 34). — On place l'extrémité du membre sur le milieu du mouchoir, on relève le bord inférieur, on relève également la pointe, et l'on croise les bouts par-dessus pour les nouer.

Pour soutenir un bras blessé (4, 17, 25). — On passe un des bouts du mouchoir par-dessus l'épaule du bras non blessé pour le ramener sur l'autre en lui faisant faire le tour de la nuque, et on le maintient là. On place avec précaution le bras sur le milieu du mouchoir en ayant soin de tirer la pointe un peu en arrière du coude et on relève l'autre bout pour le nouer au premier derrière le cou. Ensuite on entoure le coude avec la pointe que l'on fixe par une épingle.

Pansement des blessures de la poitrine (19, 20). — On place le milieu du mouchoir sur la poitrine, la pointe rejetée sur une épaule ; on noue les deux bouts autour de la taille et on les relie par un nœud ou avec une épingle à la pointe que l'on tire en arrière.

Pansement des blessures du dos (13). — On s'y

prend de la même manière, mais en sens inverse.

Pansement des blessures de l'épaule (32, 33).
—On coupe le mouchoir en deux morceaux égaux.
On en plie un en cravate et on l'emploie comme
une petite écharpe pour soutenir le bras. Avec
l'autre moitié on couvre l'épaule blessée : on
place le bord inférieur sur le milieu de l'avant-
bras en tirant la pointe du côté du cou ; on
entoure le bras avec les deux bouts en les croi-
sant sous l'aisselle et en les ramenant en dessus
pour les nouer. On place l'écharpe sur la pointe,
qu'on relève pour la fixer sur l'épaule avec une
épingle.

Pansement de la hanche (31). — Même dis-
position que pour l'épaule, seulement comme la
cuisse est plus grosse il faut un mouchoir entier.
— On place la pointe du côté de la ceinture et on
croise les bouts sous la cuisse pour les ramener
et les relier par-dessus à l'aide d'un nœud double
ou de deux fortes épingles. On fait passer la
pointe sous le ceinturon et on la ramène par-
dessus pour la fixer avec une épingle. Si l'on n'a
ni courroie ni ceinturon, on en fait un avec un
autre mouchoir plié en cravate.

Pour les fractures. — Si l'os est cassé, il faut
que le membre soit maintenu par des éclisses. Le
moindre déplacement pendant le transport non

seulement causerait de vives douleurs, sur le champ de bataille, mais encore aggraverait le mal. On place les éclisses de chaque côté du membre. Si l'on n'a pas de véritables éclisses, on se sert d'objets du même genre que l'on peut trouver sur le champ de bataille : des sabres, des baïonnettes ou leurs fourreaux (2), des fusils (12), des morceaux de lame, des rais de roues brisées, etc.; on peut aussi ramasser des branches (16), de la paille ou du jonc (1), dont on fait des petits faisceaux pour entourer le membre cassé. — On le maintient à l'aide de plusieurs mouchoirs de pansement pliés en cravate ou avec des mouchoirs *ordinaires*, des bretelles de fusil, des ceinturons, des rênes, des courroies de sacs ou de harnachement.

La meilleure manière de plier le mouchoir de pansement pour qu'il tienne *le moins de place possible* est de suivre les plis de la toile ci-jointe.

PARIS. — IMPRIMERIE ÉMILE MARTINET, RUE MIGNON, 2.